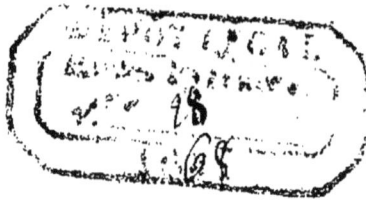

EAUX MINÉRALES

DE

CAPVERN

LEUR EMPLOI THÉRAPEUTIQUE.

EAUX MINÉRALES

DE

CAPVERN

LEUR EMPLOI THÉRAPEUTIQUE

PAR

Lucien CORTIES

Docteur en Médecine

A TRIE, Hautes-Pyrénées.

———————

TARBES

TH. TELMON, IMPRIMEUR DE LA PRÉFECTURE

Place Maubourguet

1868

AVANT-PROPOS

Frappé par les cures presque merveilleuses que, pendant notre longue pratique, nous avons obtenues de l'usage des Eaux de Capvern, nous publions cet opuscule, résultat de nos études spéciales, autant dans l'intérêt de nos malades que de ceux qui n'ont pu jusqu'ici profiter du bénéfice de ces eaux ; car elles sont, pour ainsi dire, inconnues en dehors d'un certain rayon circonvoisin.

En fait de monographies sur les eaux de Capvern, nous ne trouvons que celle de M. Latour, de Trie, œuvre d'un pharmacien-poète, où la partie médicale fait presque absolument défaut, et quatre ou cinq opuscules dus à feu M. Tailhade, ancien inspecteur des eaux dont nous parlons. (1) Il est certes à regretter que notre savant confrère n'ait pas réuni dans un seul ouvrage tout ce qui concerne les eaux de Capvern. Dans ses différents opuscules, et notamment dans son ouvrage le plus important *(Lettres médico-topographiques sur Capvern et ses eaux minérales)*, la partie minérale-médicale, si je puis m'exprimer ainsi, est comme noyée dans des discussions philosophico-médicales, et

(1) Nous ne parlerons pas ici des ouvrages anglais concernant les eaux de Capvern.

Dr Farr-Capbern waters.

Dr Taylor-On the curative infl. of the min. wat. of Pyren.

dans des citations anglaises, allemandes, italiennes et espagnoles, qui témoignent certainement en faveur de la grande érudition de notre confrère, mais où il est difficile de démêler ce qui a rapport à l'action des eaux.

Nous avons été assez heureux pour que M. Tailhade nous permît de puiser, à pleines mains, dans les faits de son expérience personnelle, alors que, commençant cette étude, nous l'accablions de nos questions.

Si donc nous prenons la plume aujourd'hui, c'est pour combler une lacune qui nous semble exister, au sujet des eaux de Capvern.

Dans quel but un malade consulte-t-il une monographie quelconque, sur une eau minérale, si ce n'est pour connaître les effets thérapeutiques de cette eau, et, particulièrement, son action dans l'affection dont il est atteint.

C'est pour venir à son secours que nous publions ce travail sur les Eaux de Capvern. Nous condenserons, autant que possible, nos idées, au risque de paraître trop bref, pour ne pas fatiguer nos lecteurs par des discussions médicales trop longues , auxquelles la plupart d'entr'eux sont complètement étrangers. Au reste, il sera facile à chacun de consulter immédiatement l'article qui lui conviendra, par suite de la division méthodique de notre travail.

Après quelques mots sur Capvern en général, nous donnerons :

1° L'analyse des eaux ;

2° Leur action thérapeutique ;

3° Leur mode d'action dans chacune des affections pour lesquelles elles conviennent ;

4° Les contre–indications ;

5° Quelques conseils d'hygiène.

Notre ouvrage s'adresse spécialement aux malades ; aussi, pour nous mettre à leur portée, notre langage repoussera-t-il les termes techniques.

Nous leur recommandons, d'une manière particulière, le chapitre des contre-indications pour qu'ils ne s'exposent pas, dans certains cas, à voir leur affection s'aggraver à Capvern, alors qu'il croyaient y trouver leur guérison.

Nous avons profité, dans cette étude, des œuvres de nos prédécesseurs, en contrôlant, dans notre pratique, par notre expérience personnelle, les opinions par eux émises. Nous partageons quelques–unes de leurs manières de voir ; nous en combattons d'autres pour les exposer, sous un jour nouveau, et c'est le fruit de ces études que nous livrons au public. (1)

Nous consacrerons un article à une affection dont il n'est nulle part question dans les opuscules sur Capvern, nous voulons parler du *diabète* ; et, à ce sujet, nous

(1) Notre intention étant de nous rendre régulièrement à Capvern, pendant la saison des eaux, nous espérons que de nouvelles et nombreuses observations nous permettront de donner, dans une prochaine édition, une étude plus complète sur les eaux de cet établissement.

tenons à établir notre priorité pour la cure de cette maladie par l'usage de ces eaux thermales.

Nous avons toujours, dans notre travail, recherché la vérité en dehors de toute idée préconçue. Puisse-t-elle n'être pas restée entièrement cachée pour nous !

CAPVERN. — HISTORIQUE MÉDICAL.

Capvern est un petit village placé sur la ligne du chemin de fer de Toulouse à Tarbes, à 7 kilomètres de Lannemezan, à cinq heures de Toulouse et à une heure de Tarbes. Sa source est située dans un petit bourg dépendant du village de Capvern.

Comme nous travaillons pour des malades et non pour des touristes, nous ne nous amuserons point à faire une longue description topographique et historique de Capvern et de ses environs. Que ceux qui désireront avoir ces détails s'adressent aux ouvrages spéciaux sur l'histoire du pays de Bigorre.

Il y a quelques années ces eaux thermales étaient à peine fréquentées, bien qu'elles soient, dit-on, connues dès la plus haute antiquité. Quelques malades des environs seulement venaient y chercher la guérison de leurs maux. Ceux qui obtenaient ce résultat s'empressaient de le faire connaître à leurs connaissances et revenaient, l'année d'après, emmenant quelqu'ami atteint de la même infirmité dont ils avaient été soulagés ou guéris. C'est ainsi qu'insensiblement le nombre des baigneurs s'est accru, au point qu'aujourd'hui il est considérable. Ces eaux sont en effet des plus fréquentées, et les malades y affluent de tous les départements limitrophes.

Telle est, en très peu de mots, l'histoire médicale des eaux de Capvern.

Ce sont donc les malades qui ont fait la réputation de ces eaux, et ce n'est guère que par eux que les médecins les connaissent, et ont pu y envoyer quelques malades.

Dans les ouvrages spéciaux d'hydrologie minérale, que trouve-t-on en effet, sur Capvern ? Rien, ou bien des idées erronées.

M. Filhol (1) qui a fait un ouvrage si remarquable sur les eaux minérales des Pyrénées,
s'en rapporte aux analyses de MM. Latour et
Rozières.

Il dit de Capvern : « Eaux salines séléni-
« teuses, dont l'action thérapeutique est sen-
« siblement la même que celle de Bagnères-
« de-Bigorre. »

Nous avons trop de confiance dans le savoir
de cet éminent chimiste pour ne pas croire qu'il
se fût exprimé différemment, s'il avait fait par
lui-même une étude spéciale de ces eaux, au
lieu de baser son jugement sur des analyses qui
lui étaient étrangères. Nous dirons plus tard
quelle est la valeur des appréciations ainsi por-
tées sur l'action thérapeutique d'une eau, dé-
duite de son analyse chimique.

Ouvrez ensuite le dictionnaire général des
eaux minérales et d'hydrologie médicale. Vous
y trouvez :

Capvern, « eau sulfatée calcique ; tempéra-
« ture 24° 37". »

Puis plus bas : « L'eau de Capvern doit par-

(1) Filhol. — Eaux minérales des Pyrénées.

« tager l'ensemble des propriétés de celles de
« Bagnères-de-Bigorre. »

Vous le voyez donc : L'eau de Capvern a les
mêmes propriétés que celles de Bagnères-de-
Bigorre !

Le plan que nous nous sommes tracé ne nous
permet pas de consacrer un article spécial à la
réfutation de cette erreur. M Tailhade s'était
déjà depuis longtemps chargé de ce soin. (1)
Au reste la suite de notre travail démontrera
suffisamment la différence d'action thérapeutique
des eaux de Capvern et de celles de Bagnères-
de-Bigorre. Il n'est pas besoin d'être médecin
pour se convaincre de cette erreur ; et quicon-
que a fréquenté ces deux stations thermales peut
parfaitement se rendre compte de la manière
différente d'agir de leurs eaux minérales.

L'eau de Capvern a des propriétés particu-
lières, spéciales, qui en font une source à part,
distincte non seulement de celle de Bagnères-

(1) Des eaux de Capvern à l'occasion d'un article inséré dans
l'*Annuaire* des Hautes-Pyrénées, où il est dit que les eaux de
Capvern ont à peu près la même action que celles de Bagnères-
de-Bigorre.
Tarbes. — Imp. Lavigne, 1845.

de-Bigorre, mais encore de toutes les autres sources des Pyrénées.

Souvent le médecin est obligé d'envoyer aux eaux quelque client oisif, atteint plutôt de spleen que d'une affection sérieuse. Le soi-disant malade trouve, dans la distraction, la guérison de son mal imaginaire, et s'en revient guéri, content des eaux et de son médecin.

Ce ne sont pas de ces sortes de malades que vous trouverez à Capvern; il n'y a ici que des gens qui viennent chercher un soulagement réel à leurs maux.

Ce qu'il y a de remarquable, dans l'action thérapeutique de ces eaux minérales et ce qu'on ne trouve peut-être dans aucune autre station thermale, c'est que, sur dix malades qui fréquentent les eaux de Capvern, il en est huit au moins qui n'ont qu'à se louer des résultats obtenus. C'est ce qui nous a frappé tout d'abord, et qui nous a engagé à faire, de ces eaux, une étude spéciale.

Oui, nous le disons sans crainte d'être démenti, car nous avons derrière nous des milliers de malades qui sont là pour venir à l'appui de notre dire.

Les Eaux de Capvern sont destinées à occuper le premier rang parmi les Eaux minérales des Pyrénées.

Huit guérisons sur *dix* malades !

Quel autre établissement peut se vanter d'un si beau et remarquable résultat ?

Il est évident, qu'en établissant ces chiffres, nous ne voulons parler que des malades atteints d'affections pour lesquelles les eaux dont il s'agit sont réellement indiquées.

II

ANALYSE

DE L'EAU MINÉRALE DE CAPVERN.

———

Pour ce qui concerne notre étude à ce sujet, nous aurons recours à la seule partie sérieuse de la monographie de M. Latour, et nous donnerons son résultat analytique obtenu collaborativement avec M. Rozières, de Tarbes.

Propriétés physiques.

———

« L'eau de Capvern est d'une limpidité par-
« faite, sans odeur, d'une saveur douce, mais
« d'un arrière-goût un peu salin, d'un toucher

« rude. Sa pesanteur spécifique, comparée à
« celle de l'eau distillée, est de 1,005.

« Un thermomètre Réaumur, plongé dans
« l'eau de la source pendant une demi-heure, à
« marqué 19° 1/2 pour sa température, celle
« de l'air ambiant étant à 14°.

« Elle offre un dégagement spontané et con-
« tinu d'un gaz incolore.

« La terre sur laquelle tombe son jet, pré-
« sente un léger sédiment de couleur ocreuse.

« Elle coule avec une abondance prodigieuse,
« et son volume n'est influencé par aucun phé-
« nomène météorologique. Il est le même à
« toutes les époques de l'année.

Propriétés chimiques.

Nous ferons grâce au lecteur des moyens
employés pour arriver à l'analyse chimique, et
nous nous contenterons d'en donner le résultat.

Un litre de l'eau médicinale de Capvern contient les quantités suivantes :

SUBSTANCES GAZEUSES.	Acide carbonique........	49	cent. cubes.
	Oxygène..............	18	
	Azote................	82	
	Total.........	95	

SUBSTANCES SOLIDES.	Matière organique..............	0^{gr}.076
	Hydro-chlorate de magnésie.......	0 032
	Hydro-chlorate de soude.........	0 044
	Hydro-chlorate de chaux.........	0 016
	Sulfate de magnésie............	0 464
	— de soude................	0 072
	Sous-carbonate de magnésie......	0 012
	— de chaux........	0 220
	Sulfate de chaux...............	1 096
	Carbonate de fer.......	0 024
	Silice	0 028
	Total..........	2^{gr}.084

Nous examinerons, dans le chapitre suivant, la part qu'il faut faire à l'analyse chimique, dans son application à l'action des eaux thermales en général, et notamment en ce qui concerne l'eau thermale de Capvern.

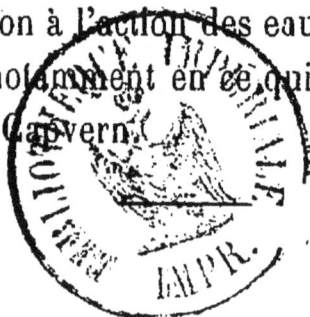

2

III

ACTION THÉRAPEUTIQUE

DES EAUX MINÉRALES DE CAPVERN.

––––––

Nous diviserons cette étude en trois par-
ties : 1° le médicament ; 2° ses effets
physiologiques ; 3° son action thérapeu-
tique.

A. — Médicament.

Dès qu'une eau minérale est employée au
traitement de certaines affections, elle agit
comme médicament ; nous devons dès lors chercher à nous rendre compte de son action sur
l'économie. C'est ainsi que doit se faire toute
étude rationnelle en médecine; malheureusement notre tâche est des plus difficiles.

Il n'est déjà pas aisé de déterminer, d'une manière rigoureuse et catégorique, l'élément actif d'un médicament simple. Ici, où nous avons affaire à une médication complexe, comment assignerons-nous à chacun des éléments qui entrent dans la composition des eaux thermales, ses propriétés intrinsèques. et absolues ?

A quoi servent donc, direz-vous, les analyses chimiques? il n'y a qu'à apprécier l'action physiologique de chacun des principaux éléments constituants, pour se rendre raison de l'effet des eaux, dès qu'elles sont analysées.

C'est là une grave erreur. Nos prédécesseurs du commencement de ce siècle, avaient fait le même raisonnement que vous. D'après eux, il n'était pas nécessaire d'aller prendre les eaux thermales à leur source; chacun pouvait les prendre chez soi. En connaissant les principes constituants d'une eau minérale, quoi de plus facile, en effet, que de la recomposer avec les mêmes principes ?

De là, la création des eaux minérales artificielles. Malheureusement on avait compté sans certaines combinaisons dont la nature n'a pas

encore voulu livrer le secret à messieurs les
chimistes ; et les observations pratiques, en don-
nant raison au médicament naturel, contre le
médicament artificiel, sont venues détruire ce
qui semblait pourtant, dès l'abord, si rationnel.

C'est qu'indépendamment de leur type prédominant, les eaux minérales représentent un
ensemble de principes et d'actions qui s'exercent
sur les phénomènes les plus intimes de la nutri-
tion, et donnent lieu, de la sorte, soit à des
combinaisons irréductibles, soit à des mouve-
ments vitaux insaisissables.

D'après ce que nous venons de dire, on com-
prendra qu'il a été impossible, à priori, de
déterminer, d'après l'analyse chimique, l'action
thérapeutique d'une eau thermale. Sans parler
des influences accessoires, un certain nombre
de principes minéralisateurs sont communs à la
plupart des eaux, et néanmoins leur action thérapeutique peut être bien différente.

Ce n'est pas à dire, pour cela, que les eaux
minérales n'offrent rien, dans leur influence mé-
dicatrice, qui ne puisse être analysé. Personne
ne contestera, à coup sûr, l'importance du con-

tact de la peau, ou de la muqueuse gastro-intestinale avec une eau chargée de principes toujours actifs, et dans laquelle le calorique joue un rôle plus ou moins essentiel.

Presque tous les médicaments doivent leur origine à l'empirisme : c'est lui encore qui a présidé à la connaissance de l'action des eaux thermales.

Nous admettons parfaitement, que, par l'étude et l'observation des affections guéries par telle ou telle eau minérale, combinées avec le produit de l'analyse chimique, les hydrologues aient classé les eaux thermales en les différenciant par un nom particulier ; mais, nous le répétons, l'analyse est impuissante à prévoir, à priori, la série des affections guérissables par une eau minérale.

L'observation pratique ayant eu lieu, on peut alors seulement expliquer la manière dont s'est comporté le médicament dans la guérison des différentes affections. Le médicament qui, par sa composition, est complexe, agit comme médicament simple par la propriété spécifique, *sui generis*, qui lui est inhérente. Nous pouvons, en effet,

chercher à expliquer son action en tant que médicament simple, mais il est au-dessus de nos
forces de prévoir l'action qui revient à chacun
des principes constituants ; car notre théorie,
sous l'apparence la plus séduisante du rationa-
lisme le plus parfait, ne nous mènerait qu'à
l'erreur pratique, et nous serions en désaccord
avec les effets obtenus.

Nous ne considérerons, en conséquence, les
eaux de Capvern que comme un médicament
simple, dont la pratique et l'observation viennent nous indiquer l'effet constant et régulier
sur l'économie, malgré quelques légères variations dues seulement au tempérament, mais
que ne sauraient expliquer les propriétés parti-
culières de chacun des principes constituants.

Ainsi, bien que le médicament minéral soit
complexe, il y a une combinaison telle de l'ensemble de ses principes minéralisateurs, qu'ils
concourent tous au même but, comme s'il ne
s'agissait que d'un médicament simple.

B. — Effets physiologiques.

A. *Bains*. — Les eaux de Capvern ont besoin d'être chauffées pour être employées comme bains, leur thermalité n'étant pas assez élevée. En bains, elles ont une action excitante sur la peau, telle qu'elle provoque souvent des éruptions prurigineuses très-abondantes. L'absorption par la peau est considérable, et son action se porte sur tous les organes abdominaux, *lieu d'élection pour l'action minérale de ces eaux*. En effet, employée seulement en bains, sans ingestion d'eau à l'intérieur, elle est diurétique, et l'abondance de l'urine émise est en dehors de toute proportion avec l'émission normale ; d'un autre côté, les selles sont aussi plus abondantes.

Quant au degré d'excitation produit, il varie nécessairement, selon les tempéraments ; c'est ainsi que les personnes nerveuses ne peuvent, sans inconvénient, prendre des bains quotidiens, tandis que les sujets lymphatiques ressentent le meilleur effet de cette excitation générale.

B. *Boissons*. — Prise en boisson, l'eau de Capvern produit, une excitation générale sur tout le tube digestif, et son action s'exerce sur tous les organes situés dans la cavité abdominale, ou qui ont quelque affinité avec le tube digestif. Elle excite l'appétit, elle augmente considérablement la sécrétion de l'urine, et a une action purgative chez la plupart de ceux qui en font usage ; elle provoque aussi les hémorrhoïdes.

C. — Action thérapeutique.

Jusqu'à nouvelle-analyse contradictoire, et pour sacrifier à l'usage, nous baptiserons les eaux de Capvern du nom de *Sulfatées calciques* (1), à cause de l'élément prédominant, *le sulfate de chaux*.

Or, d'après les études d'hydrologie médicale généralement admises,

« Les eaux sulfatées calciques sont des eaux « douces, sédatives, s'accommodant parfaite-

(1) Nous préférons cette dénomination à celle d'eaux salines séléniteuses qui signifie la même chose, la première nous paraissant d'une compréhension plus facile.

« ment aux cas où l'excitabilité du système ne
« permet de rechercher qu'un diminutif de
« l'action inhérente aux eaux thermales bien
« caractérisées.

« Ainsi trouvent-elles spécialement leurs
« applications dans les affections qui occupent
« des appareils facilement excitables ; ainsi les
« maladies de l'appareil utérin, les catarrhes
« urinaires, les névroses de toute sorte (Du-
« rand-Fardel, Le Brest, Lefort). »

C'est spécialement pour ces sortes d'eaux
qu'on peut constater l'insuffisance de l'analyse
chimique, car elles n'ont pas de type bien dé-
terminé, et il est difficile de distinguer beaucoup
d'entr'elles d'un grand nombre d'eaux bi-carbonatées ou d'eaux chlorurées.

Une étude spéciale basée sur l'expérience peut
donc seule rendre compte de l'action d'une
eau minérale désignée par le terme générique
de sulfatée calcique.

C'est ainsi que les eaux de Capvern, bien
que rangées parmi les eaux sulfatées calciques,
possèdent certaines propriétés communes :

1° Avec les eaux *chlorurées sodiques* en

ce qu'elles réveillent, à un haut degré, les fonctions de la peau, qu'elles développent les sécrétions intestinales et urinaires et provoquent les manifestations hémorrhoïdales et menstruelles. (Bourbon-l'Archambault, Balaruc, Bourbonne, Soultz, Niederbronn, etc.) ;

2o Avec les eaux *bi-carbonatées sodiques*, dans leur action sur le foie, dans la gravelle, le diabète, le catarrhe urinaire (Vichy, Ems, Chaudes-Aïgues, etc.) ;

3o Avec les eaux *sulfatées calciques*, parce que leur action est moins excitante que celle des eaux que nous venons de citer. C'est ce qui fait qu'elles conviennent mieux que Vichy dans le traitement des catarrhes urinaires.

Quant à leur mode d'action, nous ne saurions admettre des eaux excitantes, toniques, purgatives, excitantes-purgatives. Ce n'est pas désigner une médication, c'est simplement reconnaître des propriétés physiologiques.

Pour nous, nous croyons que le mode d'action des eaux de Capvern appartient à la fois à la *médication substitutive* et à la *médication transpositive*. La première a pour but de substituer une phlegmasie thérapeutique à celle qui existait auparavant; la seconde, celui de transporter, sur un point quelconque, une phlegmasie existant ailleurs. On conçoit que ces effets thérapeutiques doivent souvent se confondre, et qu'il est impossible de les obtenir parfaitement isolés.

Nous n'avons pas été peu surpris de lire, dans une discussion, sur ce point, au sujet de l'action des eaux de Capvern, qu'on n'était pas plus avancé de remplacer une affection par une autre (1) Nous ne concevons ces exagérations que de la part de gens étrangers à la médecine ; car, tous les jours, nous avons recours à la médication substitutive et à la médication transpositive.

C'est au médecin à apprécier la durée que peut avoir une maladie, pour la remplacer par une autre de plus courte durée. Mais si, au lieu de guérir ses malades, il les gratifiait de quelque maladie nouvelle, c'est alors qu'il mériterait les reproches auxquels nous faisons allusion

(1) Lettres médico-topographiques sur Capvern. Lettre viii, p. 129.

plus haut. Dans ce cas, ce serait au médecin, et non à la médication révulsive qu'il faudrait s'en prendre.

Peut-être notre manière de voir vous effraiera-t-elle de prime-abord, vous qui êtes étrangers à la médecine, surtout si vous prêtez l'oreille à des propos peu consciencieux et malveillants sur la médication en question. Rassurez-vous, l'expérience a prouvé que, de toutes les parties du corps, celles qui supportaient le mieux les irritations, ce sont la peau et la membrane muqueuse du tube digestif.

Certes la médication substitutive n'est pas aussi évidente ici qu'elle l'est dans l'ophthalmie, lorsqu'on emploie le collyre au nitrate d'argent. Mais il ne faut pas seulement avoir égard à la violence de l'action irritante du médicament substitutif, il faut en outre considérer la surface sur laquelle il agit. Ainsi l'action exercée par une seule force appliquée à un point donné étant représentée par 20, sera moins forte que l'ensemble de 40 forces agissant dans le même but, chacune de ces dernières forces n'étant représentée que par 1.

Nous avons vu, dans les effets physiologiques produits par l'eau minérale de Capvern, une action excitante considérable. Toutes les eaux sont plus ou moins excitantes, c'est une action qu'elles doivent, en partie, à leur calorique ; mais ici l'excitation est localisée, elle a son lieu d'élection sur la cavité abdominale. Nous croyons donc pouvoir classer, dans la médication substitutive, un médicament qui s'adresse à de grandes surfaces muqueuses et périphéri ques, tel que l'eau dont nous parlons.

Au reste nous compléterons cette étude dans l'examen successif de chacune des affections suivantes dans lesquelles nous avons observé les effets des eaux de Capvern.

Ce sont :

1° La gravelle ;

2° Le catarrhe urinaire ;

3° Le diabète ;

4° Les engorgements du foie ;

5° Les hémorrhoïdes ;

6° L'aménorrhée ;

7° La stérilité ;

8º Certaines phlegmasies chroniques, telles que ophthalmies, blépharites, pharyngites, etc.

Nous savons que ces eaux ont été préconisées pour plusieurs autres affections. Mais nous n'entendons soumettre au lecteur que le résultat de nos observations pratiques personnelles, qui se bornent aux affections que nous venons de citer. Nous trouvons que c'est déjà beaucoup et nous n'avons pas la prétention de faire, des eaux minérales de Capvern, une panacée universelle.

(Nous ne citerons des observations que toutes les fois que nous le croirons nécessaire, pour l'intelligence de la question).

IV

GRAVELLE

Nous désignerons, sous le nom de *gravelle*
les différentes concrétions urinaires connues
sous le nom :

De *sable*, lorsqu'elles consistent en une poudre fine ;

De *gravelle* proprement dite, consistant dans
de petits corps granuleux, gros au plus comme
une tête d'épingle ;

De *graviers*, lorsque leur volume est plus
grand, mais qu'elles peuvent encore passer par
l'uretère.

La gravelle est plus fréquente chez les adultes
et chez les vieillards que chez les enfants. Elle

3

se manifeste plus particulièrement chez les personnes qui mènent une vie sédentaire. Un régime azoté, substantiel, composé principalement de viandes noires est la principale cause de la gravelle urique ; l'usage d'aliments contenant de l'acide oxalique semble favoriser la production des graviers d'oxalate de chaux.

Il y a trois espèces de gravelle :

1° La *gravelle urique*, dans laquelle les graviers sont rouge-jaunâtres ; de là le nom de *gravelle rouge* qui lui a été donné. Ils se dissolvent facilement dans les alcalis, et surtout avec la potasse. Exposés à un feu vif, ils sont entièrement consumés ;

2° La *gravelle phosphatique* ou *gravelle grise*. Ces graviers verdissent le sirop de violettes ; sur les charbons ardents, ils noircissent, en répandant une odeur ammoniacale. Nous voulons parler ici des graviers de phosphate ammoniaco-magnésiens qui sont les plus fréquents ;

3° La *gravelle oxalique* ou *gravelle jaune*. En les brûlant à l'aide du chalumeau, on enlève à ces graviers l'acide oxalique, et il ne reste qu'une poudre blanche, qui n'est autre chose que de la chaux pure.

Dans la gravelle urique, l'urine est acide ; elle est au contraire alcaline, lorsque les graviers sont phosphatiques.

La gravelle urique est la plus fréquente ; puis vient la gravelle phosphatique ; la gravelle oxalique est très-rare.

Lorsque ces diverses concrétions sont assez nombreuses dans les reins, elles les irritent, les enflamment d'une manière chronique, et de là les symptômes de la *néphrite calculeuse*.

MODE D'ACTION. — Quel est le mode d'action des eaux dans la gravelle ?

On a pu croire que, connaissant la composition des concrétions urinaires, il allait devenir très facile de triompher de cette affection.

L'urine étant acide dans la gravelle urique, il fallait administrer les alcalins qui dissoudraient les graviers uriques.

Dans la gravelle phosphatique, au contraire, l'urine étant alcaline, il fallait lui enlever son excès d'alcalinité.

On a supposé que c'était là le mode d'action de certaines eaux minérales ; et ce qui a semblé corroborer cette croyance, c'est le fait de la dissolution de calculs plongés dans cette eau. Pouvait-on prendre le corps humain pour un laboratoire de chimie, et supposer que l'eau ingérée arriverait aux reins dans l'état où elle a été absorbée ?

Ces indications théoriques sont certes très belles et très séduisantes ; voyons les résultats pratiques.

Nous invoquons sur ce point l'opinion de M. Leroy (d'Etiolles), dont le nom est si connu dans le traitement de ces sortes d'affections. Les eaux de Vichy agissent, dit-on, par leur alcalinité, et M. Leroy (d'Etiolles) a cité plusieurs cas où les alcalins pris à l'intérieur ont été complètement inutiles, et quelquefois même nuisibles. Cet auteur a, en effet, constaté la présence du carbonate de chaux formant une ou plusieurs couches sur des calculs composés d'autres substances, et il a montré que ces couches étaient dues, non à la décomposition de la partie la plus superficielle des calculs, mais bien au dépôt des sels terreux contenus dans les urines, et précipités par l'alcalinisation de celles-ci.

M. Bouchardat a été conduit aux mêmes résultats, en examinant les calculs, avant et après le traitement par les alcalins.

Si les eaux de Vichy agissent dans la gravelle, ce n'est certes pas comme alcalins dissolvants qu'elles agissent, mais par la propriété qu'ont les alcalins d'augmenter la sécrétion de l'urine.

Ce qui milite en faveur de l'opinion que nous émettons, c'est qu'on a aussi dirigé la médication alcaline contre les calculs phosphatiques, et qu'on en a obtenu de bons résultats.

Comment agissent alors les eaux minérales, et notamment celles de Capvern, dont nous nous occupons ? Uniquement pour leurs propriétés diurétiques.

Nous avons souvent entendu des médecins distingués dire, avec raison, que l'eau pure est le meilleur lithontriptique, et cela parce que, prise en grande quantité, elle agit comme diurétique. L'eau de Capvern agit mieux que l'eau pure ; car elle a une action spéciale sur les reins, en excitant les sécrétions de cet organe,

et par suite l'expulsion des graviers. Par son
excitation, elle substitue à l'action pathologique
qui engendrait les calculs, une action thérapeutique telle qu'elle modifie les sécrétions de cet
organe, en les ramenant à l'état normal, et en
s'opposant, par suite, à la reproduction de la
substance concrétive.

Elle a, en outre, des indications spéciales là
où d'autres eaux minérales ne sont pas utiles et
sont souvent même nuisibles. C'est ainsi que
l'excitation produite par les eaux de Vichy est
quelquefois trop vive, et les crises de colique
néphrétique ramènent à l'état aigu des néphrites
chroniques ; de sorte que l'on est obligé de sus-
pendre leur usage. Dans ces cas, l'eau de Capvern a une efficacité remarquable ; car son degré d'excitation est modéré par l'action sédative
du sulfate de chaux qu'elle contient en grande
proportion.

V

CATARRHE URINAIRE

On entend, en général, par *catarrhe urinaire* l'inflammation chronique de la vessie.

Le mot *chronique,* devrait faire naître l'idée que cet état implique l'existence antérieure d'une phelgmasie aiguë ; c'est le cas le plus rare. Ordinairement le début de la maladie a lieu, sans que les malades y fassent grande attention. Il n'y a qu'un sentiment de gêne vers le bas-ventre, le périnée et le rectum, et l'émission de l'urine est un peu plus fréquente.

Cette affection se déclare surtout chez les vieillards, chez les personnes sédentaires et chez toutes celles qui, par leurs occupations, contractent l'habitude d'un oubli fréquent dans la satisfaction des besoins naturels.

Lorsque les malades commencent, en général, à se plaindre, le sentiment de gêne persiste dans les lieux indiqués plus haut ; les dernières contractions de la vessie sont un peu douloureuses, l'urine est rendue fréquemment et en petite quantité.

On voit alors flotter, dans l'urine, un nuage plus ou moins épais qui résulte d'une certaine quantité de mucus sécrété par la surface enflammée. Au bout d'un certain temps, ce mucus se rassemble en un dépôt parfois très-abondant, d'un blanc grisâtre, quelquefois d'une couleur un peu foncée.

Lorsque le mucus est un peu abondant, les malades le voient sortir de l'urètre, sous forme d'une masse filante, à la fin de la miction.

MODE D'ACTION. — Nous devons d'abord faire connaître les deux points de thérapeutique suivants :

1° *L'inflammation de la vessie peut être produite par l'abus des diurétiques ;*

2º *La médication transpositive, dont l'effet est presque nul dans les affections chroniques, triomphe, au contraire, dans les maladies aiguës.*

Ces deux points posés, il est facile de se rendre compte de l'action des Eaux de Capvern. Elles agissent à la fois comme *substitutives* et comme *transpositives*.

Comme substitutives, en ce sens qu'étant diurétiques, elles ramènent le catarrhe de la vessie à l'état sub-aigu.

L'affection, une fois passée à l'état aigu, est alors sous l'action de la médication révulsive.

Nous avons vu que l'eau de Capvern avait des propriétés excitantes, spécialement sur tout le tube digestif, au point de provoquer parfois des hémorrhoïdes. Cette action excitante, agissant sur une aussi grande surface que l'est celle du tube digestif, déplace l'inflammation de la vessie ramenée à l'état sub-aigu, et, de là, la guérison d'après le principe : *duobus laboribus simul obortis, non in eodem loco, vehementior obscurat alterum.* (1)

(1) Deux douleurs se produisant, en même temps, dans deux parties différentes du corps, la plus forte fait disparaître l'autre.

D'après ce que nous avons dit, de l'effét des diurétiques sur la production de l'inflammation de la vessie, il n'est donc pas étonnant que des eaux plus excitantes, comme le sont, par exemple, celles de Vichy, soient souvent plus nuisibles qu'utiles, dans le catarrhe urinaire.

Cette affection est assez grave pour que le malade doive toujours s'entourer des conseils d'un médecin, pour ne pas dépasser le degré de tolérance des eaux, s'il ne veut point s'exposer à voir aggraver son affection.

VI

DIABÈTE

======

Le mot de *diabète* est ordinairement consacré à une maladie caractérisée par une excrétion très-abondante d'urine contenant toujours une matière saccharine cristallisable, analogue au sucre de fécule, accompagnée d'une augmentation notable de l'appétit, d'une soif inextinguible et d'un amaigrissement progressif.

Le diabète s'observe le plus fréquemment dans la période moyenne de la vie.

Les recherches les plus intéressantes dues à M. Mialhe l'ont conduit aux deux résultats suivants :

1° *La saccharification des matières féculentes se fait sous l'influence de la diastase qui existe à l'état normal dans le liquide sécrété par les glandes salivaires et pancréatiques.*

2º Dans l'état normal, le sang étant alcalin transforme le sucre qui, sous l'influence de l'alcali, acquiert un pouvoir désoxygénant manifeste ; tandis que le sucre n'est pas transformé, par suite du trop peu d'alcalinité du sang chez les diabétiques.

Dans ce dernier cas, le sucre n'étant pas transformé agit comme corps étranger dans l'économie, et est éliminé par les urines.

Quelle est maintenant la cause qui rend trop peu alcalin le sang des sujets affectés du diabète :

On admet deux causes principales : la suppression de la sécrétion acide de la peau, la transpiration, et l'abus des acides pris en boisson. Par suite de la première cause, l'acide qui ne s'échappe pas par la transpiration, reste en effet, dans le sang et neutralise, en partie, ses alcalis.

Les phénomènes les plus remarquables se passent du côté des voies digestives ;

La bouche est aride, sèche, comme chez les personnes tourmentées par la soif. La salive est peu abondante, épaisse, écumeuse, presque toujours acide. L'appétit est excessif, la soif inextinguible. Tels sont les phénomènes obser. vés dans la plupart des cas.

Mode d'action. — Le diabète est donc, d'après ce que nous venons de dire, une altération du sang caractérisée par un défaut d'alcalinité et elle est due, la plupart du temps, à la suppression de la transpiration.

Les eaux de Capvern, par leur action excitante sur la peau, en rétablissant les fonctions supprimées, et en favorisant ainsi l'exsudation des acides, remplissent une partie de l'indication thérapeutique.

Il faut bien admettre aussi que l'altération du sang est profondément modifiée par un médicament qui augmente les sécrétions de tous les organes abdominaux. Nous avons vu d'ailleurs que les phénomènes les plus remarquables du diabète se passaient du côté du tube digestif, et c'est là le lieu d'élection pour l'action des eaux dont il s'agit.

Nous ne connaissons que deux observations de diabète traité à Capvern, et, dans les deux cas, les malades ont obtenu leur guérison, nous n'avons vu nulle part qu'il fût question de ces eaux pour le traitement du diabète, et nous croyons être le premier à le signaler. Comment se fait il que les médecins inspecteurs n'en aient pas eu connaissance? C'est que d'abord le diabète est assez rare, et puis les deux malades dont nous parlons ont malheureusement fait comme beaucoup d'autres ; ils ont été leur propre médecin à Capvern. C'est de cette manière que des faits intéressants passent souvent inaperçus.

Nous allons citer ces deux observations :

Observation. I.

M. X... de Trie, âgé d'environ 60 ans, vit se développer chez lui tous les symptômes du diabète, à la suite d'une suppression de transpiration.

Son affection était caractérisée par un appétit excessif, une soif ardente, une émission considérable d'urine. Soumise à l'analyse, l'urine accuse la présence du sucre. Sans consulter son médecin, M. X... part pour Capvern ; tout le long du trajet de Trie à Capvern, la soif le tourmentant, il s'arrêtait à chaque instant pour boire. Arrivé à Capvern, il boit à l'établissement deux ou trois verres d'eau, qui ont sur lui, un effet purgatif très violent. Il se trouve presque immédiatement soulagé. Après avoir fait usage, pendant quelques jours, des eaux de Capvern, il s'en revient guéri.

Quelques mois plus tard les symptômes du diabète ayant reparu, M. X... repart pour Capvern, et, au bout de quelques jours, il revient cette fois complètement guéri. Depuis 12 ans, environ, les symptômes n'ont pas reparu.

Observation. II.

M. St-C... gendarme à Miélan, âgé de 45 ans présente tous les symptômes ordinaires du diabète. La bouche est sèche, aride, la soif excessive, l'appétit n'est que légèrement augmenté, il y a constipation. Le sucre est signalé dans les urines.

Quinze jours de séjour à Capvern, où il fit usage de l'eau en bains et en boisson, le guérirent complètement.

———

VII

ENGORGEMENTS DU FOIE.

———————

Sous la dénomination d'*engorgements du foie*, nous confondrons l'hépatite chronique et les engorgements proprement dits, consécutifs à la fièvre intermittente, à la cachexie paludéenne et les engorgements liés à l'existence de coliques hépatiques. A l'article des contre-indications, nous parlerons des engorgements liés à l'existence d'une maladie du cœur.

Ces divers états, dont nous venons de parler, offrent à peu près les mêmes symptômes.

4

Une douleur ordinairement sourde, gravative et le plus souvent augmentée par la pression, se fait sentir vers l'épigastre, et, plus tard, vers l'hypocondre droit.

Le foie est augmenté de volume, les malades ont une teinte jaune (ictérique) plus ou moins prononcée.

La respiration est gênée par suite du refoulement du poumon dû au volume plus grand du foie. L'appétit est ordinairement diminué et les fonctions intestinales sont troublées.

Il existe dans le département des Hautes-Pyrénées un grand nombre de sujets atteints de cette affection qu'ils ont rapportée d'Amérique. Les individus non acclimatés dans les pays chauds sont, en effet, sujets à différentes affections du foie, et, dans les nombreuses observations que nous avons été à même de recueillir, nous avons constaté que ces engorgements succédaient, en général, chez eux, à des hépatites aiguës.

MODE D'ACTION. — Les eaux de Capvern agissent, dans cette affection, comme dans le catarrhe urinaire; elles sont substitutives et trans-

positives à la fois. Mais, direz-vous : ces deux
maladies étant bien distinctes, comment peut
avoir lieu ce mode de guérison? c'est que lorsqu'un médicament exerce son action sur plusieurs
organes en même temps, cette action se porte
plus particulièrement sur l'organe affaibli, ou
mieux la faiblesse même de l'organe le rend
plus sensible à l'action du médicament. Ce que
nous disons du médicament a lieu lorsqu'il s'a-
git d'une cause déterminante quelconque. Au
reste, en dehors de la médecine, le même fait
peut s'observer tous les jours dans la nature.

Il est hors de doute que les eaux de Capvern,
par suite de leurs propriétés physiologiques, doivent avoir une action sur l'organisation de l'appareil sécréteur de la bile, dont la connexité est
si grande avec la circulation abdominale. Ces
eaux déterminent, du côté du foie, une activité
plus grande qui ne peut avoir lieu que par suite
d'une action stimulante. Sous cette impulsion,
il se fait, vers le foie, un mouvement fluxionnaire
déterminant une phlegmasie légère qui cède à
l'action révulsive de la purgation produite par
l'usage de cette eau minérale.

Quant aux *calculs hépatiques*, on peut leur appliquer ce que noᴜs avons dit des calcuḷs urinaires en général.

———

VIII

HÉMORRHOIDES.

———

Les *hémorrhoïdes* consistent dans des tumeurs sanguines, de nature variqueuse, *avec* ou *sans* écoulement de sang.

Cette affection est très fréquente ; elle se rencontre particulièrement dans l'âge mûr. Une vie sédentaire, des aliments abondants, l'usage des viandes noires, des épices, des boissons alcooliques en favorisent le développement.

L'hérédité, généralement admise, n'est cependant pas prouvée.

Une des causes déterminantes les plus actives est la constipation. La compression prolongée des veines du rectum par les matières fécales détermine, dans ce cas, la dilatation de ces vaisseaux, en s'opposant au retour du sang.

Souvent la suppression des menstrues entraîne aussi, chez les femmes, l'apparition des hémorrhoïdes.

Les purgatifs drastiques, comme l'aloës, le jalap, etc., provoquent les hémorrhoïdes.

Le nombre des tumeurs hémorrhoïdales est variable; on en trouve le plus souvent deux ou trois, et quelquefois un assez grand nombre. Lorsqu'elles sont fortement distendues, si une cause quelconque détermine leur rupture, on voit survenir un écoulement variable de sang.

Quelquefois on remarque un écoulement purulent ou muco-purulent, chez les hémorrhoïdaires. On a donné à ce flux le nom d'*hémorrhoïdes blanches* ou de *leuchorrée anale*.

MODE D'ACTION. — Afin de pouvoir expliquer le mode d'action des eaux sur les hémorrhoïdes, voyons d'abord les phénomènes généraux qui se produisent. Partageant les opinions de l'école allemande, nous croyons que les innombrables ramifications du système reineux dans la région abdominale y prennent une part importante, et que les accidents hémorrhoïdaires ne doivent guère être considérés, que comme les témoignages de la manière dont s'opère la circulation abdominale. Ainsi, lorsque le système veineux abdominal a pris une prédominance particulière, que la circulation y est lente et embarrassée, les hémorrhoïdes se produisent.

Vous devez être étonné que les eaux de Capvern puissent guérir les hémorrhoïdes, quand vous avez vu, dans les effets physiologiques, qu'elles en provoquent la manifestation. Il en est de même de presque toutes les eaux qui sont préconisées contre cette affection.

Ce fait physiologique vient confirmer notre théorie, sur le mode particulier d'action de ces eaux que nous avons exposé plus haut. Elles agissent ici comme substitutives, en favorisant le développement de symptômes hémorrhoïdaires qui donnent au sang un libre cours, en dégageant le système embarrassé et les tissus en-

gorgés. La circulation, de lente et d'embarrassée qu'elle était, devient active, et la maladie
disparaît avec la cause qui l'a produite. *Sublatâ
causâ, tollitur effectus*. (1)

Bien que les hémorrhoïdes constituent une
affection gênante, est-il toujours convenable de
supprimer cet écoulement ?

Cela offre parfois quelques inconvénients, et
nous ne saurions trop recommander aux malades
de s'entourer de conseils éclairés avant de faire
usage des eaux pour la guérison de cette affection.

Sous prétexte que les eaux de Capvern gué-
rissent les hémorrhoïdaires, on y envoie quelquefois des sujets débilités par des pertes considé-
rables antérieures. Il est évident que, dans ce
cas, les eaux ont un effet désastreux, et que les
malades dont nous parlons doivent auparavant
se soumettre à un régime convenable reconsti-
tuant.

Quelquefois aussi, une affection concommit-
tante peut être une contre-indication de l'usage

---

(1) Enlevez la cause, l'effet qu'elle a produit disparaît avec
elle.

des eaux, et l'on ne saurait passer outre, sans
voir se produire des désordres plus graves. Les
deux observations suivantes en fournissent un
exemple :

Observation I.

Madame X... de Trie, âgée d'environ 54 ans,
à l'époque de là ménopause, avait été sujette à
des accidents hémorrhoïdaires. Elle présente en
même temps tous les symptômes d'une hypertrophie du cœur.

Madame X... est envoyée aux eaux de Capvern. Après le premier bain, il y eut des accidents tels, dépendant de l'hypertrophie, qu'elle
fut obligée de cesser immédiatement l'usage de
ces eaux.

Observation II.

Mademoiselle Marie L... de Toulouse, âgée
de 25 ans, était sujette à des hémorrhoïdes très
douloureuses; constitution sèche, bilieuse. L'u-
sage des eaux la débarrasse de cette affection.
Peu de temps après, elle vient nous consulter
pour un crachement de sang. Il y avait des

hémoptysies fréquentes. A l'examen de la poitrine, nous constatâmes les signes d'une tuberculisation commençante. A l'aide de suppositoires, nous nous empressâmes de rappeler l'écoulement supprimé, et tous les sympômes dont nous venons de parler disparurent avec la réapparition des hémorrhoïdes.

AMÉNORRHÉE.

Nous donnons le nom d'*aménorrhée* à la suppression des menstrues, qu'elle soit complète ou incomplète.

Nous n'entendons parler que de l'aménorrhée proprement dite. Quant à celle qui dépend d'un vice de constitution, d'une altération du sang, quelle qu'en soit la cause, elle n'est, dans ce cas, qu'un épiphénomène qui ne mérite pas d'être considéré comme une maladie particulière.

De toutes les causes physiques, la plus fréquente est l'action du froid. L'immersion des pieds, des mains, du corps, dans l'eau froide entraînent la suppression des menstrues.

Elle est due aussi très-souvent à un grand

nombre de causes morales, telle que la peur, la frayeur, la colère, les grandes émotions, etc.

L'aménorrhée entraîne souvent avec elle une foule de souffrances diverses dues à une aberration du flux menstruel. Cette aberration est souvent manifeste, comme nous avons pu le constater chez une jeune fille de Sᵗ-Lary (Boulogne-sur-Gesse) chez laquelle une des joues laissait suinter du sang pendant l'époque menstruelle. Dans une autre observation faite à Trie, nous avons vu, à la suite d'une aménorrhée produite par l'immersion des pieds dans l'eau froide, survenir un épistaxis accompagné de quelques signes d'hématidrose (sueur de sang). Bien souvent des inflammations diverses, des hémoptysies (crachement de sang), des épistaxis (saignement du nez), remplacent, pour ainsi dire, l'écoulement utérin.

Dans d'autres circontances, l'aberration ne se manifeste par aucun symptôme extérieur, mais l'on ne saurait douter de la cause de souffrances diverses survenant régulièrement tous les mois, pendant un temps limité et vers l'époque où aurait dû se faire la menstruation.

MODE D'ACTION. — Comme nous venons de
le dire, l'aménorrhée (nous ne parlons que
de l'aménorrhée accidentelle) entraîne habituelle-
ment avec elle la manifestation d'une aberration
du flux menstruel.

Rappelez-vous maintenant ce qui a été dit de
l'action spéciale des eaux de Capvern sur la cavité abdominable, et de la propriété qu'a toute
force étrangère à l'économie de porter toujours
son action principale sur l'organe affaibli. Cela
posé, vous concevrez le mode d'action des eaux
qui agissent ici comme transpositives. Une activité
plus grande se fera du côté de l'utérus qui se
congestionnera, et l'appel du sang vers ces organes viendra corriger l'aberration du flux
menstruel, en opérant une action révulsive sur
les épiphénomènes qui accompagnaient l'aménorrhée.

Dans cette affection surtout, il arrive que très-
souvent les malades se plaignent de n'avoir
éprouvé aucun effet de l'usage des eaux. Il est
évident que si l'aménorrhée est liée à une affection scrofuleuse, à la chlorose, etc., il faut auparavant attaquer l'affection générale par une mé-

dication appropriée. Ce traitement, une fois terminé, si les menstrues ne se rétablissent pas, c'est alors seulement que les eaux de Capvern sont réellement indiquées.

De cette manière on n'imputera pas à l'impuissance des eaux ce qu'il faut rejeter sur l'incapacité, ou sur l'ignorance d'indications thérapeutiques rationnelles.

Nous avons lu dans des traités spéciaux que les eaux de Capvern étaient utiles dans *la chlorose*. C'est probablement de l'aménorrhée accompagnée de chlorose qu'on a voulu parler, mais non d'une chlorose essentielle. Quant à nous, nous avons vu beaucoup d'aménorrhéïques chlorotiques aller faire usage des eaux de Capvern, *sans avoir suivi un traitement préala- ble*, et nous n'avons jamais constaté dans ce cas, un seul exemple de guérison. Bien plus la chlorose est souvent accompagnée d'une foule de phénomènes nerveux qui sont une contre-indication spéciale de ces eaux, à cause de leurs propriétés excitantes.

X

STÉRILITÉ

Notre première intention était de retrancher cette affection de notre cadre nosologique. Mais comme l'on voit, tous les ans, un grand nombre de jeunes femmes venir demander aux eaux de Capvern la cessation de leur *stérilité*, nous avons cru devoir en dire un mot, en passant.

Dans nos débuts, nous ne pouvions nous empêcher d'avoir sur les lèvres un sourire d'incrédulité, quand nous entendions parler de l'action des eaux dans la stérilité. Nous avons bien été obligés cependant de nous rendre à l'évidence, quand nous avons vu plusieurs femmes, stériles

depuis longtemps..éprouver, à Capvern, le bon-
heur de devenir mères.

Malheureusement nos observations, à ce sujet,
sont incomplètes, par suite de l'impossibilité où
nous avons été de remonter à la cause. Une
pudeur invincible chez beaucoup de femmes
nous prive ainsi de documents précieux propres
à nous guider dans cette étude.

Cependant, si nous remontons aux causes diverses de la stérilité, nous pouvons citer quelques cas où les eaux de Capvern semblent indiquées.

Nous devons tout d'abord écarter les vices de
conformation.

Maintenant, la stérilité peut dépendre, soit
d'une antéversion ou d'une rétroversion de la
matrice, soit d'une antéflexion ou d'une rétro-
flexion de cet organe. Quand ces modifications
de l'utérus sont légères, les eaux de Capvern
peuvent avoir une indication utile, ces diverses
affections tenant souvent, en effet, à un relâche-
ment des ligaments suspenseurs de la matrice.

L'action spéciale de ces eaux sur l'abdomen
peut, par suite de l'excitation produite, modi-

fier la vitalité des tissus relâchés et ramener l'utérus dans sa position normale.

La stérilité peut encore dépendre d'un état congestionnel de la matrice, dû à une constipation opiniâtre. L'effet purgatif de ces eaux, en faisant cesser la constipation, peut combattre cette congestion, et faire disparaître la cause de la stérilité.

Enfin, bien qu'on ait vu quelquefois l'ovulation et la fécondation avoir lieu sans que la femme fût réglée, il arrive très-souvent que la stérilité est liée à l'aménorrhée. L'action de ces eaux, dans ce cas, peut encore faire cesser la stérilité avec la cause qui l'a produite.

Telles sont quelques-unes des indications où les eaux de Capvern peuvent avoir leur efficacité.

XI

OPHTHALMIES, BLÉPHARITES, CONGESTIONS, ETC.

Les eaux de Capvern agissent, enfin, comme transpositives, en déterminant sur la muqueuse intestinale une phlegmasie thérapeutique passagère, pour remplacer une phlegmasie existant sur un autre point plus ou moins éloigné.

C'est ainsi qu'on obtient la guérison de *blépharites* (inflammation des paupières) et d'*ophthalmies* (inflammation des yeux) chroniques, qui ne sont liées à aucune cachexie particulière,

Nous avons lu cependant, dans une monographie spéciale, que les eaux de Capvern ne

convenaient que comme toniques dans les ophthalmies asthéniques, en transportant sur l'organe malade ses propriétés thérapeutiques, par
suite d'une espèce de spécifité. Nous avons,
nous aussi, émis ailleurs ce même principe de la
sélectivité d'action du médicament sur l'organe
malade. Mais nous avons borné cette action
élective aux organes abdominaux, sur lesquels
il est notoire que ces eaux portent spécialement
leur action en dehors même de toute maladie.
Nous n'avons pas entendu donner au médicament l'intelligence nécessaire pour se transporter sur un point malade, en dehors de sa sphère
d'action habituelle.

Pour nous, nous avons envoyé à Capvern un
grand nombre d'ophthalmies ou de blépharites chroniques qui n'étaient certainement pas
asthéniques, et les malades s'en sont bien trou-
vés. Nous noterons, en passant, une observation
importante : c'est que plusieurs de ces affections
ne pouvaient se rattacher à aucune autre lé-
sion particulière. Tout le monde sait qu'un des
meilleurs remèdes qu'on puisse employer contre

l'ophthalmie chronique, ce sont les purgatifs répétés.

Or c'est là la manière d'agir des eaux de Capvern, dans les phlegmasies dont nous parlons, par leur action révulsive sur le tube digestif.

Pour corroborer cette opinion, nous dirons, qu'après avoir envoyé directement aux eaux de Capvern des malades atteints d'ophthalmie chronique, nous avons été parfois obligés, quelques mois après, d'avoir recours aux purgatifs pour consolider la guérison de ces affections, sur lesquelles était épuisée l'action curative des eaux. Ce sont des faits qui se reproduisent, tous les jours, dans notre pratique particulière.

Quant à celles de ces affections qui dépendent soit d'une aménorrhée, soit d'une suppression des hémorrhoïdes, ou du mauvais état des voies digestives, il est clair que leur guérison dépend de celle de ces états pathologiques.

Enfin il est certaines *congestions de sang* du côté de la tête, certaines *dyspnées* (respiration difficile) dépendant, soit d'un état particulier des hémorrhoïdes, soit d'une constipation habituelle, ou bien d'une digestion laborieuse, qui doivent trouver leur guérison à Capvern, par les motifs indiqués plus haut.

Les eaux de Capvern conviennent aussi, dit-on, pour les *gastrites chroniques*. N'ayant jamais essayé nous-même l'action de ces eaux dans cette maladie, nous nous sommes abstenu d'en parler. Mais n'a-t-on pas confondu peut-être la gastrite chronique avec certains troubles résultant d'une digestion laborieuse ou de la constipation? Il est hors de doute que, dans ce cas, les eaux de Capvern, par leur propriété purgative, et par l'activité qu'elles impriment du côté du tube digestif, doivent recevoir une utile indication.

XII.

CONTRE-INDICATIONS.

———

Les eaux de Capvern sont contre-indiquées :

1° Dans toutes les maladies chroniques, pour lesquelles elles auraient pu convenir auparavant lorsqu'elles sont trop avancées et accompagnées d'un état de faiblesse générale. Alors les ressources de l'organisme épuisé ne sauraient plus se prêter à un travail de retour, et l'on ne ferait que hâter une issue funeste. C'est là, plutôt une question d'opportunité qu'une contre-indication et l'un des points de pratique les plus délicats dans la médecine thermale. Comment discerner en effet, l'époque précise où l'épuisement de l'organisme assignera une influence funeste à l'application d'une médication active, alors que, dans certains cas, l'intervention' des eaux minérales pourrait fournir encore une ressource suprême.

Comme exemples de ce genre de contre-indication, nous citerons : les hémorrhoïdaires affaiblis par des pertes antérieures trop abondantes, les aménorrhëiques chlorotiques, lorsqu'elles n'ont pas déjà suivi un régime convenable.

2º Les malades atteints d'affections organiques du cœur voient leur mal s'aggraver par l'usage des eaux de Capvern. Cela se conçoit, d'après leur action excitante, et l'activité plus grande qu'elles développent du côté du tube digestif, activité qui a son retentissement sur l'organisme général.

Il ne faut pas confondre les affections organiques du cœur avec certaines palpitations qui dépendent d'un état hémorroïdaire ou qui accompagnent très souvent l'aménorrhée ; il est évident que, dans ce cas, les eaux de Capvern, loin d'être une contre-indication, produisent, au contraire, un effet salutaire.

3° Les personnes nerveuses ne peuvent en général supporter l'action de ces eaux sans voir se produire quelques accidents consécutifs. Ceci s'explique par leur action excitante. Ce qu'il y a de remarquable, c'est que, prise en boisson, l'eau détermine rarement les accidents dont nous parlons; ce sont les bains que les malades ne peuvent supporter. Cela tient probablement à l'action excitante des bains sur la peau. C'est là, en effet, que les ramifications nerveuses sont le plus étendues, et la peau transmet immédiatement au centre cérébro-spinal les diverses impressions auxquelles elle est soumise.

C'est au médecin à apprécier, à ce sujet, le degré de tolérance des bains, d'après les tempéraments : quelques bains légers, dans le début, peuvent accoutumer le malade à mieux supporter l'action de l'eau, en agissant d'une manière progressive.

Pour nous, lorsque nous trouvons chez des sujets nerveux des indications pour l'emploi des eaux de Capvern, et que nous croyons la tolérance difficile à s'établir, nous prescrivons l'usage de cette eau en boisson et nous envoyons nos malades se baigner au Bouridé, *source éminemment sédative* située à 3 kilomètres de Capvern.

4° Les affections du poumon sont enfin une contre-indication des eaux de Capvern ; elles y sont en général, aggravées. Quand nous disons maladies du poumon, nous ne voulons pas parler de certaines dyspnées, de certaines toux que nous pouvons appeler toux d'irritation, et qui sont seulement liées à l'existence de quelqu'autre affection. Il est clair que, dans ce cas, les eaux peuvent, au contraire, être très-utiles.

Bien que, sous ce point de vue, nous ne paraissions pas être d'accord avec ce qui a été dit dans une autre monographie, la contradiction n'est cependant qu'apparente.

Nous lisons en effet dans l'un des opuscules de M. Tailhade (1) :

« Un préjugé assez commun, c'est que les « eaux de Capvern sont contre-indiquées dans « toute espèce d'affections de poitrine , cependant il y a beaucoup de dyspnées, etc.

(1) Lettres médico-topographiques sur Capvern. Lettre IX° p. 143.

Ce semblant de divergence d'opinion tient à ce que notre estimable confrère prend comme une affection de poitrine, ce que nous considérons que comme les épiphénomènes d'une autre affection. D'ailleurs M. Tailhade lui-même nous a dit verbalement que les affections du poumon étaient une contre-indication formelle.

5° Puisque notre travail ne s'adresse qu'aux malades, nous croyons utile de leur donner ici un conseil qui trouve sa place dans les contre-indications.

Plusieurs personnes se figurent qu'elles ne peuvent faire usage des eaux de Capvern, sans avoir recours à la lancette ou à des applications de sangsues. Je parle des malades qui agissent *motu proprio*, guidés par je ne sais quel empirisme.

Dès qu'ils voient se produire quelques symptômes d'excitation, soit générale, soit partielle, vite une application de sangsues, et ils se trouvent heureux de voir disparaître les phénomèmes qui se manifestaient.

C'est là une coutume déplorable, contre laquelle nous nous élevons de toutes nos forces.

C'est, en effet, le mode d'action des eaux de produire cette excitation, et, en agissant de la sortes, ces malades contrarient l'effet des eaux, et n'en obtiennent pas, par conséquent, toùt le résultat qu'ils pourraient en attendre.

Est-ce à dire que nous parlons d'une maniè-re absolue ? non. Il est quelque cas où une sai-gnée, une application de sangsues peuvent trouver leur indication ; mais c'est seulement lorsqu'il survient des accidents étrangers à l'action physiologique des eaux. Quant aux accidents produits par les eaux, ils sont très-rares ; et si l'on en remarque parfois, cela tient plutôt à ce que les malades n'ont pas été guidés dans leur emploi thérapeutique, ou bien parce qu'il y avait une contre-indication.

Nous le répétons encore :

C'est une pratique nuisible que de contrarier l'effet des eaux de Capvern, en s'opposant à la poussée de ces eaux, si l'on ne veut se priver du bénéfice de leur action thérapeutique.

XIII

HYGIÈNE

———

Nous terminerons cette étude par quelques conseils d'hygiène propres à aider l'action des eaux, et nous tâcherons d'indiquer, en peu de mots, le régime à suivre, dans chacune des affections dont nous nous sommes occupé.

Permettez-nous auparavant une légère observation. Notre travail a dû laisser subsister une lacune. Dans le mode d'action, nous avons cherché à expliquer comment les eaux agissaient dans chacune des diverses affections dont nous avons parlé, mais nous ne vous avons pas dit de quelle manière il fallait prendre votre bain, combien de verres d'eau vous pouviez absorber, et nous avons passé sous silence les différents procédés balnéothérapiques auxquels les eaux minérales peuvent être soumises. Nous n'avons pu, à priori, établir aucune de ces indications, et nous avons préféré nous taire plutôt que de vous donner de faux conseils. Il est évident, en effet, que ces indications sont soumises à une foule de conditions dépendant de l'affection à traiter, du tempérament, de l'âge, du degré de tolérance présumé, etc. Autant de malades, autant peut-être d'indications différentes.

Quant aux règles générales d'hygiène, la première est de ne rien faire pour contrarier l'effet curatif des eaux. A ce sujet, il faudra surtout se mettre à l'abri des variations brusques de température, pour ne pas influencer la poussée qui a lieu du côté de la peau. Il faut éviter tout écart de régime, et chercher au contraire à favoriser l'action des eaux, par des promenades, l'exercice, et la distraction. Il faudra aussi laisser de côté tout travail intellectuel, pour laisser librement se manifester les phénomènes qui pourront se passer du côté de la vie affective.

Quant au régime, il devra varier suivant les différentes affections.

Dans la *gravelle*, nous avons vu qu'un régime azoté composé principalement de viandes noires et l'abus des alcooliques favorisaient la production des graviers. Il faudra donc, autant que possible, suivre un régime végétal, et ne pas faire usage de boissons alcooliques.

Les personnes atteintes de la *gravelle oxalique* devront renoncer à l'usage des aliments contenant de l'acide oxalique, et de l'oseille, en particulier.

Dans le *catarrhe urinaire*, on a constaté que les professions sédentaires, celles qui exigent une grande contention d'esprit, sont favorables au développement de cette affection. Les malades qui en sont atteints devront donc surtout se conformer aux préceptes généraux formulés plus haut. Les écarts de régime sont aussi fort à redouter, dans cette maladie.

Dans le *diabète* tous les auteurs sont d'accord

pour insister sur le régime à suivre. Quelques-
uns, comme Rollo, en font pour ainsi dire la
base unique de leur traitement. Au contraire de
ce qui a lieu pour la gravelle, il faut suivre un
régime presqu'entièrement animal, et éviter de
faire usage de tous les aliments dans la composition desquels entre l'élément *féculent* ou *sucre*, des boissons qui sont le produit de la fer-
mentation, telles que la bière, le cidre, le poi-
ré, etc... Ce régime devra même être suivi longtemps, pour consolider la guérison.

Dans une observation recueillie par MM.
Mialhe et Contour, un malade croyant, au bout
de dix mois, pouvoir s'affranchir du régime qui
lui avait été imposé, vit, douze jours à peine
après cette infraction, son affection se repro-
duire.

Les *hémorrhoïdaires* devront se conformer
au régime prescrit par la gravelle.

Dans l'*Aménorrhée*, surtout si elle a été accompagnée de chlorose, il faudra suivre un régime tonique. C'est ainsi que l'usage du bon vin
et des viandes saignantes sera indiqué, en même temps qu'un exercice modéré.

Tel est l'ensemble des conseils que nous avons cru convenable de vous donner, si vous voulez obtenir des eaux de Capvern les résultats que nous avons annoncés.

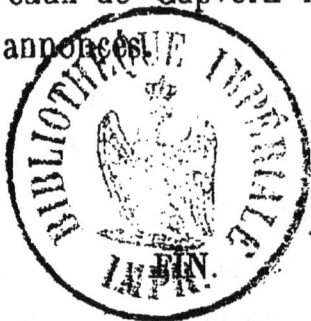

FIN.

TABLE DES MATIÈRES.

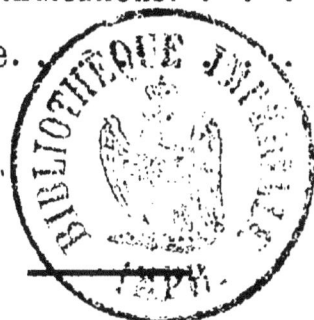